BEI GRIN MACHT SICH IHR WISSEN BEZAHLT

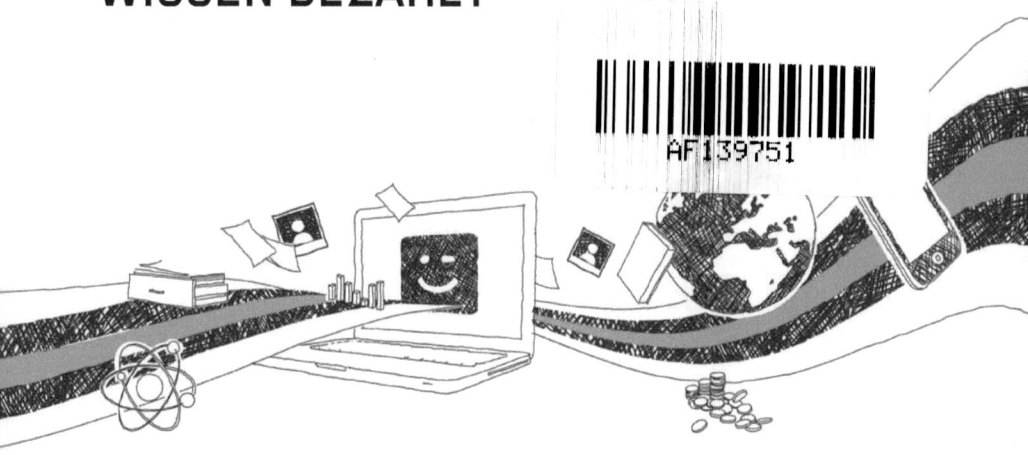

- Wir veröffentlichen Ihre Hausarbeit, Bachelor- und Masterarbeit

- Ihr eigenes eBook und Buch - weltweit in allen wichtigen Shops

- Verdienen Sie an jedem Verkauf

Jetzt bei www.GRIN.com hochladen und kostenlos publizieren

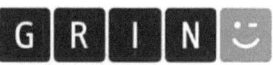

Bibliografische Information der Deutschen Nationalbibliothek:

Die Deutsche Bibliothek verzeichnet diese Publikation in der Deutschen National-bibliografie; detaillierte bibliografische Daten sind im Internet über http://dnb.d-nb.de/ abrufbar.

Impressum:

Copyright © 2019 GRIN Verlag
Druck und Bindung: Books on Demand GmbH, Norderstedt Germany
ISBN: 9783668945654

Dieses Buch bei GRIN:

https://www.grin.com/document/470035

Jan Bastian

Ärzte und Physiotherapeuten im ambulanten Sektor. Wie kann die interdisziplinäre Kooperation verbessert werden?

GRIN Verlag

GRIN - Your knowledge has value

Der GRIN Verlag publiziert seit 1998 wissenschaftliche Arbeiten von Studenten, Hochschullehrern und anderen Akademikern als eBook und gedrucktes Buch. Die Verlagswebsite www.grin.com ist die ideale Plattform zur Veröffentlichung von Hausarbeiten, Abschlussarbeiten, wissenschaftlichen Aufsätzen, Dissertationen und Fachbüchern.

Fachhochschule Kiel

Fachbereich Soziale Arbeit und Gesundheit

Studiengang: Physiotherapie (B. Sc.)

Hausarbeit:

„Analyse der interdisziplinären Kooperation zwischen Ärzten und Physiotherapeuten im ambulanten Sektor"

Modul 11 – Arbeiten in Organisationen (4.61.00)

Problemorientiertes interdisziplinäres Arbeiten

Verfasser: Jan Bastian

Stand: Wrist, 18. März 2019

Inhaltsverzeichnis

Verzeichnis der Abkürzungen

1. Einleitung

„Die wachsenden Herausforderungen einer generationenspezifischen Gesundheitsversorgung erfordern eine hausärztliche Primärversorgung, die zukünftig stärker arbeitsteilig, interdisziplinär und professionsübergreifend ausgerichtet sein muss" (Sachverständigenrat zur Begutachtung der Entwicklung im Gesundheitswesen 2009, S. 430).

In dieser Aussage des Sachverständigenrates zur Begutachtung der Entwicklung im Gesundheitswesen werden wachsende Herausforderungen in der Gesundheitsversorgung genannt. Unter anderem liegt eine Herausforderung in den Zusammenhängen und Folgen des demographischen Wandels. Durch den Anstieg des Altersdurchschnitts kommt es zu einer Häufung von multimorbiden und chronisch erkrankten Menschen, welche höhere Anforderungen an die Gesundheitsversorgung stellen und die entstehenden Gesundheitskosten überproportional steigen lassen (vgl. Sottas 2016).

Um diesen Anforderungen gerecht zu werden, wird laut Sachverständigenrat eine berufsübergreifende Zusammenarbeit in der hausärztlichen Primärversorgung benötigt. Diese berufsübergreifende Zusammenarbeit beinhaltet die interdisziplinäre Kooperation, welche einen hohen Stellenwert in der patientenorientieren Gesundheitsversorgung des ambulanten Sektors hat.

Der Schwerpunkt dieser Hausarbeit liegt in der Analyse dieser interdisziplinären Kooperation zwischen Ärzten und Physiotherapeuten[1] im ambulanten Sektor. Sie hat zum Ziel, Möglichkeiten zur Qualitätsverbesserung und Effizienzsteigerung aufzuzeigen, um zukünftig eine flächendeckende ambulante Versorgung gewährleisten zu können.

Zunächst wird in der Arbeit die Bedeutung von interdisziplinärer Kooperation näher erläutert. Anschließend wird die aktuelle Ausgangssituation mit den Rollenverteilungen der Akteure und den vorhandenen Barrieren dargestellt. Darüber hinaus geht es im folgenden Abschnitt um die Möglichkeiten der Förderung der interdisziplinären Kooperation. Hierbei werden zunächst die zu beachtenden Grundsätze, anschließend die organisatorisch und rechtlich erlaubten Kooperationsformen für räumlich nahe Zusammenarbeit betrachtet und

---

[1] Gemeint sind in der Arbeit stets alle Geschlechter. Aus Gründen der Lesbarkeit wird auf die Nennung aller Formen verzichtet.

ergänzend die Möglichkeiten der Kommunikationsverbesserung zwischen den Akteuren der Berufe analysiert. Abschließend werden die aufgezeigten Aspekte zur derzeitigen Situation kritisch reflektiert und die Ergebnisse der Arbeit in einem Fazit erläutert.

2. Bedeutung von interdisziplinärer Kooperation

Im Folgenden werden für einen Einstieg in die Thematik und für ein besseres Verständnis die Begriffe Interdisziplinarität und Kooperation beziehungsweise interdisziplinäre Kooperation definiert und geklärt. Dazu dient folgendes Zitat:

> „Die Bezeichnung der interdisziplinären oder interprofessionellen Zusammenarbeit im Gesundheitswesen wird vielfach als Sammel- oder Oberbegriff für verschiedene Formen berufsgruppenübergreifender Zusammenarbeit genutzt. Es besteht ein Grundkonsens, dass bei dieser Form der Kooperation alle Beteiligten auf ein gemeinsames Ziel hinarbeiten und ihre Arbeit unter dieser gemeinsamen Perspektive (...) koordinieren" (Sachverständigenrat zur Begutachtung der Entwicklung im Gesundheitswesen 2018, S.475).

Zur Erläuterung dieses umfangreichen Zitats werden zunächst die Einzelbegriffe definiert. Interdisziplinär wird häufig synonym zu interprofessionell genutzt. Beschrieben wird die Interaktion zwischen verschiedenen Wissenschaften, welche nicht nur einfache Kommunikation, sondern auch wechselseitige Integration in Forschung und Lehre beinhalten kann. Die Interaktion zwischen den beteiligten Berufsgruppen wird verstärkt, sofern sich an einem gemeinsamen Dritten orientiert werden kann (vgl. Kälble 2004).

Der Begriff Kooperation wird als Zusammenarbeit verstanden, welche geplant und funktionsorientiert abläuft. Diese kann entweder durch direkte räumliche Nähe oder indirekt durch einen weiteren Kommunikationskanal zeitversetzt erfolgen. Eine Voraussetzung hierfür ist eine Autonomie bezüglich der Entscheidungs- und Handlungsfreiheit auf Seiten der beteiligten Akteure (vgl. ebd.).

In oben genanntem Zitat wird beschrieben, dass die Zusammenarbeit zwischen den unterschiedlichen Wissenschaften oder Berufen koordiniert und mit gemeinsamen Zielen erfolgt. Im Fall der interdisziplinären Kooperation zwischen Ärzten und Physiotherapeuten sollte dieses Ziel im Wohlergehen des

Patienten liegen. Bei dieser Form der Zusammenarbeit werden die unterschiedlichen Spezialisierungen, Sichtweisen, Kompetenzen und die beruflichen Stellungen berücksichtigt und zum Wohle des Patienten spezifisch nutzbar gemacht, damit dieser auf qualitativ hochwertige, patientenorientierte Weise versorgt werden kann (vgl. Kälble 2004). Um dies zu erreichen, erfordert es einen regelmäßigen und direkten Austausch zwischen allen Beteiligten (vgl. Sachverständigenrat zur Begutachtung der Entwicklung im Gesundheitswesen 2018).

Interdisziplinäre Kooperation ist ein wünschenswerter Arbeitsmodus, welcher Verbesserungen zum Wohle des Patienten und der Akteure mit sich bringt. Gut gelingende Zusammenarbeit kann kurze Wege und niedrigschwellige Abstimmungsmöglichkeiten mit sich bringen (vgl. Atzeni, Berchtold & Schmitz 2017).

Durch die Aufgabenverteilungen in interprofessionellen Teams werden die Fähigkeiten und Kompetenzen der einzelnen Fachpersonen optimal eingesetzt und so die Effizienz gesteigert. Dies kann die Berufszufriedenheit stärken und somit die Zahlen der Berufsflüchtigen im Gesundheitswesen reduzieren. Außerdem können durch koordiniertes Zusammenwirken kostentreibende Doppelspurigkeiten vermieden werden. Das kooperative Verhalten der Akteure bietet einen proaktiven Einbezug der Patienten, welcher durch die Vermittlung erhöhter Aufmerksamkeit und Zuwendung eine tiefere Frequentierung von Leistungserbringern erreicht und auf diese Weise Kosten reduziert (vgl. Sottas 2016).

3. Ausgangssituation

3.1. Funktion des Arztes

Der Arzt nimmt in der deutschen Gesundheitsversorgung eine zentrale Rolle ein, die zu Teilen aus den rechtlichen Rahmenbedingungen resultiert. Ärzte üben die Heilkunde aus, welche sich als berufs- oder gewerbsmäßig vorgenommene Tätigkeit zur Feststellung, Heilung und Linderung von Krankheiten, Leiden oder Körperschäden bei Menschen definiert (vgl. HeilprG §1 Absatz 2).

Folglich muss ein Patient bei Beschwerden unklarer Genese zunächst einen Arzt aufsuchen. Dieser untersucht den Patienten und versucht, eine Diagnose zu stellen. Falls er dann in seinem Fachbereich keine Diagnose stellen kann, der Patient jedoch weiterhin Beschwerden hat, so ist er angehalten, diesen an einen weiteren Facharzt zu überweisen, bis die Ursache bekannt ist und eine Diagnose gestellt werden kann (vgl. Sachverständigenrat zur Begutachtung der Entwicklung im Gesundheitswesen 2007).

Beim Vorliegen von Indikationen, bei denen Heilmittel verordnungsfähig sind, hat der Arzt die Möglichkeit, eine Heilmittelverordnung auszustellen. Diese wird dann durch dafür ausgebildete Heilmittelerbringer im Gesundheitswesen erbracht. Hierzu zählen unter anderem Physiotherapeuten, Ergotherapeuten und Logopäden. Der Arzt gibt auf dem Verordnungsbogen die Rahmenbedingungen der Behandlung vor, welche für den Heilmittelerbringer bindend sind. Darin enthalten sind unter anderem die Diagnose mit vollständigem Indikationsschlüssel und Therapiezielen, die Verordnungsmenge mit der Empfehlung der Frequentierung und das jeweilige Heilmittel gemäß dem Heilmittelkatalog. Sofern der Arzt es für notwendig hält, kann er auf dem Verordnungsvordruck bei dem Therapeuten einen schriftlichen Therapiebericht nach der Behandlungsserie anfordern (vgl. Gemeinsamer Bundesausschuss 2011).

Das Maß der interdisziplinären Kooperation zwischen Ärzten und Physiotherapeuten kann von der Verordnung der Heilmittel und der Forderung von Abschlussberichten bestimmt werden. Darüber hinaus kann es, vor allem nach Operationen sinnvoll sein, einen Bericht an den Physiotherapeuten beizufügen, in welchem Angaben zum Operationsinhalt und dem postoperativen Behandlungsschema erläutert werden. Bei Fragen und Problemen in der Behandlung durch den Physiotherapeuten steht der Arzt als Ansprechpartner zur Verfügung. Einen allgemeingültigen Kommunikationskanal gibt es hierfür jedoch nicht. Außerdem ist es dem Arzt aufgrund rechtlicher Rahmenbedingungen untersagt, Patienten an einen bestimmten Physiotherapeuten zuzuweisen. Nur auf Nachfrage des Patienten darf der Arzt eine Empfehlung aussprechen, welche auf fachlicher Qualifikation des Therapeuten basieren sollte.

3.2. Funktion des Physiotherapeuten

In der deutschen Gesundheitsversorgung gilt der Physiotherapeut als Heilmittel-erbringer. Er ist somit eng an die Richtlinien für Heilmittel und an die Vorgaben der Ärzte durch Verordnung gebunden. Der Arzt stellt eine physio-therapeutische Indikation fest, woraufhin der Patient eine zugehörige Heilmittel-verordnung erhält. Von einem Physiotherapeuten dürfen nur Patienten mit dieser entsprechenden Heilmittelverordnung behandelt werden. Der Therapeut ist an die in dieser Verordnung enthaltenen Informationen und Vorgaben gebunden und kann lediglich nach Rücksprache und mit dem Einverständnis des Arztes Veränderungen vornehmen (vgl. Gemeinsamer Bundesausschuss 2011).

Wenn Patienten mit einer gültigen Verordnung beim Physiotherapeuten vor-stellig werden, um sich dort behandeln zu lassen, schließt der Patient mit dem Physiotherapeuten einen Behandlungsvertrag. Neben der Durchführung der verordneten physiotherapeutischen Maßnahmen umfasst die Leistungs-beschreibung von Physiotherapie unter anderem das Aufstellen eines individuellen Behandlungsplans, die Hilfeleistung des Therapeuten und die Verlaufsdokumentation. Zur Verlaufsdokumentation zählt auch die Erstellung eines Therapieberichts an den verordnenden Arzt gegen Ende der Behandlungsserie, sofern der Arzt dies auf der Verordnung kenntlich gemacht hat (vgl. SGB V §125 Absatz 1).

Ein solcher Therapiebericht sollte die Verordnung selbst, das Ergebnis der therapeutischen Befunderhebung mit Therapiezielen, durchgeführten Maß-nahmen und einer prognostischen Einschätzung umfassen. Darüber hinaus ist eine klare und nachvollziehbare Begründung bei Anforderung einer Folge-verordnung gefordert. Diese Dokumentation hilft dem Arzt bei der Einschätzung der Effektivität verordneter Maßnahmen und fördert den interdisziplinären Austausch (vgl. Goebel & Schultz 2011).

Darüber hinaus steht der Arzt dem Physiotherapeuten bei Fragen oder Problemen in der Heilmittelerbringung zur Verfügung. Sofern keine räumliche Nähe vorliegt, bildet das Telefon nach Ansicht der Ärzte und Physiotherapeuten den wichtigsten Kommunikationskanal zum Austausch (vgl. van der Maas 2014).

3.3. Barrieren in der interdisziplinären Kooperation

Derzeit gibt es einige Barrieren für das Gelingen interdisziplinärer Kooperationen zwischen Ärzten und Physiotherapeuten im ambulanten Sektor. Diese Barrieren ergeben sich aus den vorherrschenden Rahmenbedingungen des Gesundheitswesens. Bislang existieren keine Abrechnungsmöglichkeiten für interdisziplinäre Koordination oder Besprechungen. Auf diese Weise werden solche Interaktionen gar nicht durchgeführt, müssen von der Behandlungszeit des Patienten abgezogen werden oder sogar in der Freizeit der Akteure erfolgen. Sowohl bei Physiotherapeuten als auch bei Ärzten liegt jedoch ein Zeitmangel bei vergleichsweise hoher Arbeitsbelastung im Berufsalltag vor (vgl. Blümke, Hollweg, Beck, Kraus & Borde 2018).

Des Weiteren erschweren große räumliche Distanzen die Kommunikation zwischen den Leistungserbringern. Für eine optimale und effektive Zusammenarbeit trotz genannter Distanzen sind interprofessionelle Kompetenzen erforderlich, welche in der Ausbildung und bei Fort- und Weiterbildungen vermittelt werden sollten. Da diese jedoch meist monoprofessionell erfolgen, fehlen den Beteiligten positive Erfahrungen und die Bedeutung der arbeitsteiligen Ergänzung (vgl. ebd.).

Im Beruf des Physiotherapeuten herrscht eine starke Fluktuation des Personals, welche durch Berufsflucht und eine Vielzahl unbesetzter Stellen ausgelöst wird. Die Hauptgründe für eine Berufsflucht von Physiotherapeuten liegen in den fehlenden Aufstiegsmöglichkeiten und der niedrigen monetären Vergütung. Daher ist das Erhalten bereits gelingender Kooperationen erschwert. (vgl. Schübl 2018).

4. Möglichkeiten der Förderung von interdisziplinärer Kooperation

4.1. Grundsätze für Kooperationsformen

Wenn ein Arzt eine Kooperation mit einem Physiotherapeuten eingehen möchte, sollten die Bedingungen der Zusammenarbeit zunächst von der jeweilig zuständigen Landesärztekammer beziehungsweise kassenärztlichen Vereinigung auf deren Bedenken in Anlehnung an geltende Vorschriften geprüft werden. Daher empfiehlt es sich für Physiotherapeuten und Ärzte, die maßgebenden Vorschriften zu kennen.

Das Kooperieren wird sowohl durch Vorschriften des Strafrechts, des Berufsrechts und des Sozialrechts, als auch durch das Heilmittelwerbegesetz und das Gesetz gegen unlauteren Wettbewerb geprägt. Da es zu Überschneidungen des Inhalts der jeweiligen Paragraphen kommt, können einige Regelungen zusammengefasst werden.

Es ist Angehörigen eines Heilberufs untersagt, Vorteile für bestimmte Handlungen anzunehmen oder zu gewähren, da die Wahrung der ärztlichen Unabhängigkeit auf diese Weise gefährdet sein kann (vgl. StGB §§299-300; MBO-Ä §§30-32; SGB V §73 Absatz 7 & §128 Absatz 5a). Die Kassenärztliche Bundesvereinigung empfiehlt Vertragsärzten, sich an folgende Grundregeln zu halten, um nicht in den Verdacht der Korruption zu geraten. Die Leistung des Arztes sollte in einem äquivalenten Verhältnis zu der erbrachten Gegenleistung beziehungsweise Vergütung stehen. Die Grundlage zur Bemessung einer angemessenen Vergütung ist die Amtliche Gebührenordnung (vgl. MBO-Ä §12 Absatz 1). Außerdem dürfen Zuwendungen an den Arzt nicht dessen Entscheidung bei Verordnungen oder Therapiemethoden beeinflussen und müssen daher getrennt werden. Empfehlenswert ist, eine Transparenz der Finanzflüsse zu erreichen. Dies ist durch schriftliche und vollständige Dokumentation und anschließendes Vorlegen von Gesellschaftsverträgen bei der Landesärztekammer oder Kassenärztlichen Vereinigung zu erreichen (vgl. Kassenärztliche Bundesvereinigung 2016).

Kooperierenden Ärzten und Physiotherapeuten ist das Tätigen und Dulden einer anpreisenden, irreführenden oder vergleichenden Werbung untersagt (vgl. MBO-Ä §27; HWG §6; UWG, §§4-6; SGB V §128).

Bei Beabsichtigung, einen Gesellschaftsvertrag für eine interdisziplinäre Kooperation abzuschließen, empfiehlt es sich zur Vermeidung unnötiger Risiken einen Fachanwalt für Medizinrecht zu konsultieren (vgl. Kassenärztliche Bundesvereinigung 2016).

4.2. Organisationsformen

Sofern oben genannte Grundsätze für Kooperationen zwischen Ärzten und Physiotherapeuten beachtet werden, gibt es Möglichkeiten für räumlich nahes und koordiniertes Zusammenwirken. Im Folgenden werden zwei Organisationsformen vorgestellt, welche je nach Ziel und Zweck der Kooperation geschlossen werden können.

4.2.1. Praxisgemeinschaft

Eine Praxisgemeinschaft bietet für Ärzte und Physiotherapeuten eine allgemein praktikable Möglichkeit, zusammen in der gleichen Praxis zu arbeiten und so räumliche Barrieren in der Kooperation abzubauen. Hierbei wird die Praxisausstattung gemeinsam genutzt, jedoch bleiben alleinig angeschaffte Praxisgegenstände im Besitz des Eigentümers. Zur Wahrung der ärztlichen Unabhängigkeit erhält jeder Leistungserbringer zum einen seine eigene Zulassung und Institutionskennzeichen zur Abrechnung mit den Krankenkassen und zum anderen betreibt weiterhin jeder seinen eigentlichen Praxisbetrieb eigenverantwortlich (vgl. Bährle 2011). Beide Parteien treten weiterhin selbständig unter eigenem Namen auf. Das heißt auch mit eigenem Praxisschild und eigenem Briefkopf. Behandlungsverträge werden demzufolge ebenfalls separat abgeschlossen. Die Rahmenbedingungen einer Praxisgemeinschaft sind frei wählbar und können im jeweiligen Gesellschaftsvertrag festgehalten werden, welcher die jeweilige Rechtsform bestimmt. Durch diese Art der Kooperation liegen geringere Barrieren in der Kommunikation vor, da persönliche interdisziplinäre Austauschmöglichkeiten bei Fragen oder Problemen bestehen. Jeder, der die Voraussetzungen für die Gründung einer eigenen Praxis erfüllt, darf auch eine Praxisgemeinschaft eingehen (vgl. Bährle 2011).

4.2.2. Medizinische Kooperationsgemeinschaft - Gemeinschaftspraxis

Eine weitere Möglichkeit der interdisziplinären Kooperation besteht in der Gründung einer medizinischen Kooperationsgemeinschaft. Diese Organisationsform beinhaltet im Vergleich zu der Praxisgemeinschaft eine engere Zusammenarbeit, da es sich hierbei nicht nur um die gemeinsame Nutzung der Praxisausstattung, sondern auch um den gemeinsamen Besitz handelt. Darüber hinaus erhalten die Gesellschafter auch nur eine Zulassung und rechnen ihre Leistungen über dasselbe Institutionskennzeichen ab (vgl. ebd.). Für Physiotherapeuten in einer Medizinischen Kooperationsgemeinschaft gilt, dass in ihrer Verbindung zum Arzt ein gleichgerichteter therapeutischer Zweck bei der Heilbehandlung, auch auf dem Gebiet der Prävention und Rehabilitation, durch räumlich nahes und koordiniertes Zusammenwirken erfüllt werden kann (vgl. MBO-Ä §23b). Des Weiteren müssen die Verantwortungsbereiche der Partner gegenüber den Patienten getrennt bleiben. „Leider eignet sich die medizinische Kooperationsgemeinschaft nur für den privatrechtlichen Bereich. Eine Teilnahme an der Vertragsärztlichen Versorgung ist nicht möglich" (Damas 2015, S.76). Zur Behandlung von Privatpatienten oder bei weitgehender Beschränkung des Leistungsspektrums auf individuelle Gesundheitsleistungen (IGeL) kann über eine medizinische Kooperationsgemeinschaft abgerechnet werden.

4.3. Rechtsformen

Zuvor genannte Organisationsformen werden durch Gesellschaftsverträge in unterschiedliche Rechtsformen eingeteilt. Diese bilden die rechtlichen Rahmenbedingungen und schaffen verbindliche Regelungen für alle Mitglieder der Organisationsform. Nachstehend werden die möglichen Rechtsformen kurz aufgeführt.

4.3.1. Gesellschaft des bürgerlichen Rechts (GdbR)

Bei Gründung einer Gesellschaft des bürgerlichen Rechts (GdbR) verpflichten sich die Gesellschafter zur Zahlung vereinbarter Beiträge und zur Förderung des Erreichens von gemeinsamen Zielen (vgl. BGB II §705). Der Gesellschaftsvertrag zur Gründung einer GdbR bedarf keiner notariellen Beurkundung und ist daher leicht zu gründen (vgl. Bährle 2011). Die rechtsgeschäftliche Vertretung nach außen steht den Gesellschaftern gemeinschaftlich zu (vgl. BGB II §709). Wesentliches Merkmal einer GdbR sind die fehlenden Möglichkeiten einer Haftungsbegrenzung und eines Haftungsausschlusses. Gemäß der Nachschusspflicht bei Verlust müssen die Gesellschafter mit ihrem privaten Vermögen haften, sofern das Gesellschaftsvermögen zum Begleichen der gemeinschaftlichen Schulden nicht ausreicht (vgl. BGB II §735).

4.3.2. Partnerschaftsgesellschaft (PartG)

Angehörige freier Berufe können sich in einer Partnerschaftsgesellschaft zur gemeinsamen Berufsausübung zusammenschließen. Zur Gründung wird ein notariell beglaubigter Partnerschaftsvertrag gegründet, der dann beim zuständigen Registergericht in das Partnerschaftsregister eingetragen wird. Auch hierfür muss zuvor die jeweilige Landesärztekammer die Kooperationsbedingungen prüfen und die Partnerschaft genehmigen (vgl. Bährle 2011.). Freie Berufe sind durch persönliche, eigenverantwortliche und fachlich unabhängige Erbringung von Dienstleistungen höherer Art im Interesse der Auftraggeber und der Allgemeinheit definiert und agieren auf Grundlage besonderer beruflicher Qualifikation oder schöpferischer Begabung. Nach dieser Definition zählt ausdrücklich die selbständige Berufstätigkeit der Ärzte, aber auch sinngemäß die der Physiotherapeuten (vgl. PartGG §1 Absatz 2). Die Haftung der Partnerschaftsgesellschaft wird neben dem Vermögen der Partnerschaft zusätzlich von dem Privatvermögen der Partner gebildet, jedoch besteht die Möglichkeit einer Erweiterung des Gesellschaftsvertrags zur Beschränkung der Haftung (vgl. PartGG §8 Absatz 1; Bährle 2011).

4.3.3. Gesellschaft mit beschränkter Haftung (GmbH)

Eine weitere Rechtsform für Kooperationen im Gesundheitswesen stellt die Gesellschaft mit beschränkter Haftung (GmbH) dar. Eine GmbH ist eine Kapitalgesellschaft, welche durch einen notariell beurkundeten Gesellschaftsvertrag gegründet wird. Im Gegensatz zu der GdbR und der PartGG liegt eine Beschränkung der Haftung auf das Gesellschaftsvermögen vor, sodass die Gesellschafter nicht zusätzlich mit dem Privatvermögen haften (vgl. GmbHG §13). Daher kommt diese Rechtsform im Gesundheitswesen nur vereinzelt vor, wenn hohe Haftungsrisiken drohen. Sofern ein Arzt beabsichtigt, Gesellschafter einer GmbH zu werden, muss dieses Vorhaben zuvor durch die Landesärztekammer auf Eintragungshindernisse überprüft werden (vgl. Bährle 2011). Ein weiteres charakteristisches Merkmal der GmbH ist die rechtsgeschäftliche Vertretung nach außen durch einen oder mehrere eingetragene Geschäftsführer (vgl. ebd.).

4.4. Kommunikation

Eine Möglichkeit der Förderung interdisziplinärer Kooperation liegt jedoch nicht nur in oben genannten Möglichkeiten der Organisations- und Rechtsformen. Auch durch Veränderungen der Kommunikationsmöglichkeiten kann eine raumunabhängige Stärkung der berufsübergreifenden Zusammenarbeit erreicht werden.

Zwischen Ärzten und Physiotherapeuten konnten statistisch keine Unterschiede in Zufriedenheit mit den vorhandenen Kommunikationskanälen nachgewiesen werden. Jedoch konnte keine Präferenz eines bestimmten Kanals ermittelt werden (vgl. van der Maas 2014).

Kommunikationsprobleme im ambulanten Sektor können durch die Einführung einer elektronischen Patientenakte verbessert werden, wie es in Dänemark bereits durchgeführt wird (vgl. Sachverständigenrat zur Begutachtung der Entwicklung im Gesundheitswesen 2018). Auf diese Weise wäre sowohl von behandelnden Physiotherapeuten als auch von behandelnden Ärzten eine gemeinsame Nutzung und Bearbeitung patientenorientierter Daten möglich. Informationen wie Medikationspläne, Behandlungspläne oder Therapieberichte könnten so barrierefrei beidseitig verwendet werden.

Da dieser innovative Kommunikationskanal in Deutschland derzeit noch nicht verfügbar ist, gilt es, zum Erreichen einer zeitnahen Verbesserung der Kommunikation zwischen Ärzten und Physiotherapeuten weitere Stellschrauben zu analysieren. Eine dieser Stellschrauben liegt in der individuellen Einstellung der Akteure. Sofern diese durch Offenheit und Bereitschaft zur Perspektivenübernahme geprägt ist und wenn Statusunterschiede stark relativiert werden, kann eine gute interprofessionelle Zusammenarbeit gelingen (Atzeni, Berchtold & Schmitz 2017).

5. Kritische Betrachtung

Neben den bereits aufgezeigten Möglichkeiten gibt es weitere Zusammenhänge, welche auf die jeweiligen Berufsgruppen und deren Kooperationen Einfluss nehmen. Im Folgenden wird dieser Einfluss der Zusammenhänge nicht nur näher, sondern auch kritisch betrachtet. Zum einen fehlt den Akteuren des Gesundheitswesens in der derzeitigen Situation der Anreiz, die Zusammenarbeit mit anderen Berufsgruppen zu intensivieren. Die Gründe dafür liegen in der fehlenden monetären Honorierung von hypothetisch zusätzlich entstehenden Personalkosten und dem organisatorischen Mehraufwand zur Koordination einer Zusammenarbeit. Zum anderen gibt es die große Vielzahl der Gesetzestexte, welche zunächst überblickt werden müssen. Erst dann ist es einem Arzt oder Physiotherapeuten möglich, eine berufsübergreifende Kooperation einzugehen. Diese Hürde der Gesetzestexte kann zu Angst und Unsicherheit bei den Betroffenen führen und somit eine Kooperation einschränken oder gar verhindern.

Darüber hinaus müssen die Grundvoraussetzungen zur Verbesserung von Kooperationen gegeben sein. Dies ist jedoch bereits bei dem Aspekt des direkten Austausches aufgrund der räumlichen Distanz nicht möglich. Eine weitere theoretische Voraussetzung liegt in der Autonomie bezüglich der Entscheidungs- und Handlungsfreiheit auf Seiten der beteiligten Akteure. Diese Autonomie der Berufsausübung fehlt den Physiotherapeuten, da diese eng an die Richtlinien für Heilmittel und die ärztlichen Vorgaben durch Verordnungen gebunden sind. Es liegt also eine große Differenz zwischen den zuvor analysierten theoretischen Möglichkeiten zur Verbesserung der interdisziplinären Kooperation und der eigentlichen aktuellen Praxis vor.

Grundsätzlich muss bei der Planung einer engeren Zusammenarbeit berücksichtigt werden, dass die Rahmenbedingungen von unzähligen diversen Variablen beeinflusst werden. Demzufolge sollte jeweils eine individuelle Entscheidung durch Einbezug aller Faktoren bezüglich der Kooperationsmöglichkeiten getroffen werden und es kann keine allgemeingültige Handlungsempfehlung ausgesprochen werden. Aus demselben Grund liegen derzeit keine evidenzbasierten Wirksamkeitsbelege für eine Kostensenkung und Verbesserung der interdisziplinären Kooperationen vor, jedoch würde sich die Gesundheitsversorgung zum Wohle des Patienten verbessern, wenn es stärkere Wechselbeziehungen zwischen den Berufsgruppen gäbe (vgl. Sottas 2016).

Des Weiteren gibt es zu beobachtende Entwicklungstendenzen der Einführung von interprofessionellen Aus-, Fort- und Weiterbildungen, welche zuvor mono-professionell stattgefunden haben. Diese Tendenzen müssen weiter gefördert werden, um den Beteiligten die Vorzüge interdisziplinärer Kooperationen auf-zuzeigen und um die Fachkompetenzen der anderen Professionen kennen-zulernen. Auf diese Weise ist eine Verbesserung der interdisziplinären Kooperation möglich.

6. Fazit

Die Analyse der interdisziplinären Kooperation zwischen Ärzten und Physio-therapeuten im ambulanten Sektor hat ergeben, dass trotz theoretischer Möglichkeiten der Zusammenarbeit in der Praxis derzeit nur schwache Berührungspunkte zwischen den beiden Berufsgruppen existieren. Die Ursache dafür liegt vor allem in den strukturellen Rahmenbedingungen, unter welchen die Akteure im Gesundheitssystem agieren müssen. Die dargestellten Ergebnisse rechtfertigen die Aussage, dass es einer Stärkung solcher berufs-übergreifenden Kooperationen bedarf. Diese Stärkung sollte durch aktives berufspolitisches Engagement beider Berufsgruppen verfolgt werden.

Diese wissenschaftliche Arbeit kann aufgrund des begrenzten Rahmens nicht allumfassend zu der Thematik der interdisziplinären Kooperation zwischen Ärzten und Physiotherapeuten im ambulanten Sektor aufklären, jedoch konnten die wichtigsten Aspekte aufgeführt und näher betrachtet werden. Auf diese Weise haben Angehörige der betroffenen Berufsgruppen, welche die Intensivierung einer interdisziplinären Kooperation in Erwägung ziehen, einen Überblick erhalten mit der Empfehlung, zuvor stets die zuständigen Landes-ärztekammern um Überprüfung der Kooperationsbedingungen zu beauftragen.

Da aktuell keine evidenzbasierte Wirksamkeit für die Effizienz und Kosten-senkung von interdisziplinären Kooperationen belegt wurde, bedarf diese Thematik weiterhin einer detaillierten empirischen Untersuchung und Förderung von interprofessionellen Projekten im ambulanten Bereich.

Darüber hinaus ist berufsübergreifende Zusammenarbeit nicht nur von koordinierenden Instanzen beeinflussbar, sondern kann auch durch die eigene persönliche Haltung angestoßen werden. Jeder Betroffene sollte sich selbst den Nutzen einer Kooperation vor Augen führen und bei Unklarheiten den Kontakt zum jeweils anderen Beruf suchen. Denn bei allen Bemühungen darf niemals in Vergessenheit geraten, dass der Patient mit seinem Wohlergehen im Mittel-punkt stehen muss.

7. Abstract

Unter Beachtung der wachsenden Herausforderungen im Gesundheitswesen, analysiert diese wissenschaftliche Arbeit die interdisziplinäre Kooperation zwischen Ärzten und Physiotherapeuten im ambulanten Sektor. Dabei wurde das Ziel verfolgt, Möglichkeiten zur Förderung dieser Kooperation herauszuarbeiten und eine kritische Betrachtung dieser vorzunehmen, um zukünftig eine qualitativ hochwertige Gesundheitsversorgung zum Wohle des Patienten zu ermöglichen.

Considering the growing challenges in the healthcare sector, this academic work analyzes the interdisciplinary cooperation between physicians and physiotherapists in the outpatient sector. The intention was to identify and critically examine ways to promote this cooperation in order to provide high-quality healthcare for the benefit of the patient in the future.

8. Literaturverzeichnis

Fachliteratur:

Bährle, R. J. (2011): Praxisrecht für Therapeuten. Rechtstipps von A bis Z. Berlin, Heidelberg: Springer-Verlag Berlin Heidelberg.

Kälble, K. (2004): Interdisziplinäre Kooperation im Gesundheitswesen. Eine Herausforderung für die Ausbildung in der Medizin, der Sozialen Arbeit und der Pflege ; (Ergebnisse des Forschungsprojektes MESOP). Unter Mitarbeit von Lotte Kaba-Schönstein. Frankfurt am Main: Mabuse-Verlag.

Gutachten/ Berichte/ Reporte:

Gemeinsamer Bundesausschuss (2011): Richtlinie über die Verordnung von Heilmitteln in der vertragsärztlichen Versorgung (Heilmittel-Richtlinie). HeilM-RL. Online verfügbar unter <https://www.g-ba.de/downloads/62-492-1484/HeilM-RL_2017-09-21_iK-2018-01-01.pdf.>, zuletzt geprüft am 17.03.2019.

Sachverständigenrat zur Begutachtung der Entwicklung im Gesundheitswesen (2007): Kooperation und Verantwortung - Voraussetzungen einer zielorientierten Gesundheitsversorgung. Hg. v. Deutscher Bundestag 16. Wahlperiode (Drucksache 16/6339). Online verfügbar unter <dipbt.bundestag.de/dip21/btd/16/063/1606339.pdf.>, zuletzt geprüft am 17.03.2019.

Sachverständigenrat zur Begutachtung der Entwicklung im Gesundheitswesen (2009): Koordination und Integration - Gesundheitsversorgung in einer Gesellschaft des längeren Lebens. Hg. v. Deutscher Bundestag 16. Wahlperiode (Drucksache 16/13770). Online verfügbar unter <http://dip21.bundestag.de/dip21/btd/16/137/1613770.pdf.>, zuletzt geprüft am 17.03.2019.

Sachverständigenrat zur Begutachtung der Entwicklung im Gesundheitswesen (2018): Bedarfsgerechte Steuerung der Gesundheitsversorgung. Hg. v. Deutscher Bundestag 19. Wahlperiode (Drucksache 19/3180). Online verfügbar unter <http://dipbt.bundestag.de/doc/btd/19/031/1903180. pdf.>, zuletzt geprüft am 17.03.2019.

Internetquellen:

Atzeni, G.; Berchtold, P.; Schmitz, C. (2017): Die Praxis gelingender interprofessioneller Zusammenarbeit. Studie im Auftrag der SAMW (Swiss Academic Reports, Vol. 12; Nr. 2). Online verfügbar unter <https://www.samw.ch/dam/jcr...579e.../studie_samw_interprofessionalit aet_2016.pdf.>, zuletzt geprüft am 06.03.2019.

Kassenärztliche Bundesvereinigung (2016): Richtig kooperieren. Online verfügbar unter <https://www.kv- rlp.de/fileadmin/user_upload/.../KBV_ Richtig_Kooperieren.pdf.>, zuletzt geprüft am 11.03.2019.

Sottas, B.: "Interprofessionelle Teams sind effizienter und senken die Kosten". Zur Evidenzlage bei einem kontroversen Innovationsthema. Unter Mitarbeit von Müller-Mielitz, S. und Schachtrupp, A.. In: Innovationen in der Gesundheitswirtschaft, S. 44–56. Online verfügbar unter <http://www.formative-works.ch/content/files/Sottas%20%20 Evidenzlage%20Kosteneffizienz%20bei%20Interprofessionalit%C3%A4t %202016.docx.pdf.>, zuletzt geprüft am 17.03.2019.

van der Maas, N. (2014): Die Kommunikation zwischen Arzt und Physiotherapeut. Online verfügbar unter <https://www.researchgate.net/ publication/285409651_Die_Kommunikation_zwischen_Arzt_und_Physio therapeut>, zuletzt geprüft am 17.03.2019.

Gesetze und Vorschriften:

Bundesärztekammer (05/1997): (Muster-)Berufsordnung für die in Deutschland tätigen Ärztinnen und Ärzte. MBO-Ä, letzte Änderung: 12/2018. Online verfügbar unter https://www.bundesaerztekammer.de/recht/berufs recht/muster-berufsordnung-aerzte/muster-berufsordnung/, zuletzt geprüft am 10.03.2019.

Bundesministerium für Justiz und für Verbraucherschutz (05/1871): Strafgesetzbuch. StGB, letzte Änderung: 12/2018. Online verfügbar unter <https://www.gesetze-im-internet.de/stgb/>, zuletzt geprüft am 11.03.2019.

Bundesministerium für Justiz und für Verbraucherschutz (05/1892): Gesetz betreffend die Gesellschaften mit beschränkter Haftung. GmbHG, letzte Änderung: 07/2017. Online verfügbar unter <https://www.gesetze-im-internet.de/gmbhg/>, zuletzt geprüft am 07.03.2019.

Bundesministerium für Justiz und für Verbraucherschutz (08/1896): Bürgerliches Gesetzbuch. BGB, letzte Änderung: 12/2018. Online verfügbar unter <https://www.gesetze-im-internet.de/bgb/>, zuletzt geprüft am 09.03.2019.

Bundesministerium für Justiz und für Verbraucherschutz (02/1939): Gesetz über die berufsmäßige Ausübung der Heilkunde ohne Bestallung (Heilpraktikergesetz). HeilprG, letzte Änderung: 12/2016. Online verfügbar unter <https://www.gesetze-im-internet.de/heilprg/>, zuletzt geprüft am 17.03.2019.

Bundesministerium für Justiz und für Verbraucherschutz (12/1988): Sozialgesetzbuch Fünftes Buch - Gesetzliche Krankenversicherung. SGB V, letzte Änderung: 12/2018. Online verfügbar unter <https://www.gesetze-im-internet.de/sgb_5/SGB_5.pdf.>, zuletzt geprüft am 17.03.2019.

Bundesministerium für Justiz und für Verbraucherschutz (07/1994): Gesetz über Partnerschaftsgesellschaften Angehöriger Freier Beruf. PartGG, letzte Änderung: 12/2015. Online verfügbar unter <https://www.gesetze- im-internet.de/partgg/>, zuletzt geprüft am 09.03.2019.

Bundesministerium für Justiz und für Verbraucherschutz (10/1994): Gesetz über die Werbung auf dem Gebiete des Heilwesens. (Heilmittelwerbegesetz - HWG), letzte Änderung: 12/2016. Online verfügbar unter <http://www.gesetze-im-internet.de/heilmwerbg/>, zuletzt geprüft am 11.03.2019.

Bundesministerium für Justiz und für Verbraucherschutz (07/2004): Gesetz gegen den unlauteren Wettbewerb. UWG, letzte Änderung: 02/2016. Online verfügbar unter <https://www.gesetze-im-internet.de/uwg_2004/>, zuletzt geprüft am 11.03.2019.

Zeitschriftenartikel

Blümke, C.; Hollweg, W.; Beck, E.-M.; Kraus, E.; Borde, T. (2018): Interprofessionelle Zusammenarbeit - was die Praxis dafür braucht. In: pt - Zeitschrift für Physiotherapeuten 70 (8), S. 97–100.

Damas, J.-P. (2015): Kooperationsmöglichkeiten zwischen Physiotherapeut und Arzt oder Zahnarzt. In: Betriebswirtschaftslehre, Steuern & Recht. Hg. v. THERA-BIZ, zuletzt geprüft am 10.03.2019.

Goebel, D.; Schultz, W. (2011): Ambulante Physiotherapie in Orthopädie und Unfallchirurgie. Kann der Erfolg überhaupt beurteilt werden? In: Zeitschrift für Orthopädie und Unfallchirurgie 149 (1), S. 17–21. DOI: 10.1055/s-0030-1250252.

Schübl, C. (2018): Berufsflucht in der Ergo- und Physiotherapie – Was treibt Therapeuten aus ihrem Beruf? In: ergopraxis 11 (03), S. 10–11. DOI: 10.1055/s-0043-123518.

BEI GRIN MACHT SICH IHR WISSEN BEZAHLT

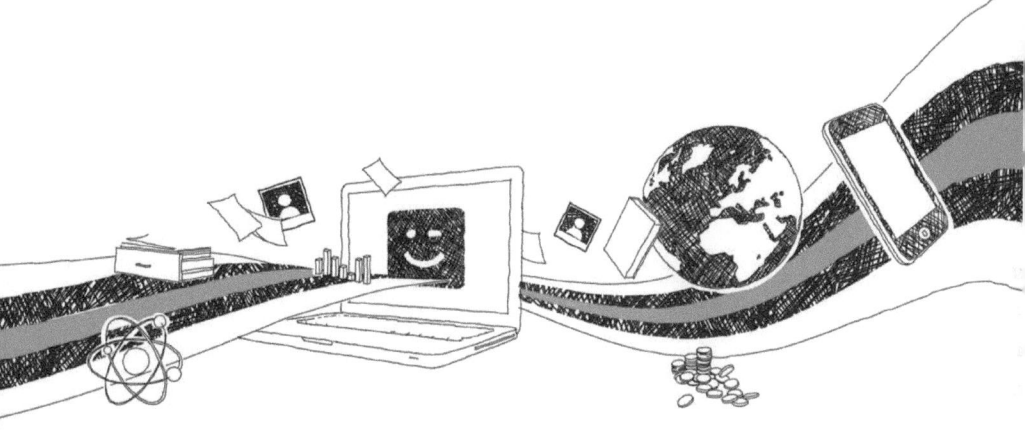

- Wir veröffentlichen Ihre Hausarbeit,
  Bachelor- und Masterarbeit

- Ihr eigenes eBook und Buch -
  weltweit in allen wichtigen Shops

- Verdienen Sie an jedem Verkauf

**Jetzt bei www.GRIN.com hochladen
und kostenlos publizieren**

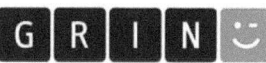